50 Recettes Contre la Mauvaise Haleine:

Débarrassez-Vous de Vos Problèmes de Mauvaise Haleine en Seulement Quelques Jours

Par

Joe Correa CSN

DROITS D'AUTEURS

Cette publication est conçue pour apporter des informations exactes et faisant autorité dans le domaine traité. Nous informons le lecteur que ni l'éditeur ni l'auteur n'ont de compétences à délivrer des conseils médicaux. Si vous avez besoin d'assistance ou de conseils médicaux, consultez votre médecin. Ce livre doit être considéré comme un guide et il ne devrait, en aucune manière, être utilisé au détriment de votre santé. Demandez l'avis de votre médecin avant de commencer ce programme nutritionnel pour vous assurer qu'il vous convient.

REMERCIEMENTS

Ce livre est dédié à mes amis et aux membres de ma famille qui ont soufferts de maladies bégnines ou plus graves, afin qu'ils puissent trouver une solution et faire les changements nécessaires dans leur mode de vie.

50 Recettes Contre la Mauvaise Haleine:

Débarrassez-Vous de Vos Problèmes de Mauvaise Haleine en Seulement Quelques Jours

Par

Joe Correa CSN

SOMMAIRE

À PROPOS DE L'AUTEUR

Après des années de recherches, je crois sincèrement aux effets positifs qu'une alimentation appropriée peut avoir sur le corps et l'esprit. Mes connaissances et mon expérience, que j'ai partagées avec ma famille et mes amis, m'ont aidé à améliorer ma santé tout au long de ma vie. Je suis persuadé que plus vous en saurez sur la manière de manger et boire sainement, plus vous souhaiterez changer votre mode de vie et votre alimentation.

La nutrition est un élément clé pour être en bonne santé et vivre plus longtemps, alors commençons dès aujourd'hui. Le premier pas est le plus important, il est aussi le plus symbolique.

INTRODUCTION

50 Recettes Contre la Mauvaise Haleine :
Débarrassez-Vous de Vos Problèmes de Mauvaise Haleine en Seulement Quelques Jours

Par Joe Correa CSN

Nous avons tous déjà connu ce petit moment de malaise quand, après n'avoir pas su résister à des pâtes à l'ail ou à une bonne salade printanière aux oignons, les gens nous évitent ou nous offrent même un chewing-gum. C'est tout à fait normal, et tout le monde a déjà vécu ça au moins une fois dans sa vie.

Mais, quand ces situations deviennent habituelles, même une conversation en "face à face" devient problématique. Environ 3 milliards de personnes sur la planète souffrent de ce que l'on appelle "halitose", ou problème de mauvaise haleine, et ça ne date pas d'hier. Cela fait des générations que le monde est confronté à cette maladie, cherchant inlassablement des solutions car la mauvaise haleine nous affecte de nombreuses manières : notre vie sociale, notre confiance en nous lorsque nous interagissons avec d'autres, et tout ce qui va avec.

L'hygiène buccale mise à part, beaucoup de facteurs contribuent à une mauvaise haleine comme des troubles digestifs, le diabète, les problèmes rénaux ou respiratoires, un régime alimentaire déséquilibré, etc.

Le tabac, le café, le stress certains aliments et épices et l'alcool sont les principaux coupables de la mauvaise haleine. Mais il n'est pas nécessaire de faire des changements drastiques pour régler ce problème, juste quelques adaptations alimentaires simples sont plus que suffisant pour faire la différence dans votre vie sociale.

En gardant cela à l'esprit, j'ai créé ces recettes délicieuses et saines avec des ingrédients sélectionnés avec soin afin de vous aider à combattre votre mauvaise haleine. Pour profiter de ces recettes, vous aurez besoin de plein de "super-aliments contre la mauvaise haleine" comme l'avocat, la pomme, les agrumes, les baies, le gingembre, le cumin, etc. Il est prouvé que ces ingrédients aident à éliminer cette sensation désagréable. Vous n'aurez plus jamais à vous en préoccuper pendant vos rendez-vous professionnels ou personnels !

Je souhaite que ces recettes soient un guide vers une vie plus saine pour vous et votre famille. C'est exactement pour cela que je sais déjà que vous allez les apprécier ! Elles sont succulentes, saines et contiennent des ingrédients puissants qui EN FINIRONT avec ce problème.

Associé à une hygiène bucco-dentaire appropriée, ce livre aura inévitablement un impact positif. Dégustez mes excellents "Cookies au Gingembre" avec une tasse de thé lors de vos après-midi en famille, et vous verrez une grande différence. Et si vous adorez l'ail, vous apprendrez qu'il n'est pas nécessaire de le supprimer totalement. Il vous suffit de le préparer correctement et votre "haleine à l'ail" sera de l'histoire ancienne.

Rencontrez de nouvelles personnes et faites-vous des amis. Ne laissez pas votre mauvaise haleine vous stopper dans vos relations sociales !

50 RECETTES CONTRE LA MAUVAISE HALEINE : DÉBARRASEZ-VOUS DE VOS PROBLÈMES DE MAUVAISE HALEINE EN SEULEMENT QUELQUES JOURS

1. Cookies au Gingembre

Ingrédients :

250 gr de farine

2 cuillères à café de gingembre, moulu

½ cuillère à café de sel

¼ de cuillère à café de cannelle

140 gr de beurre

1 gros œuf

3 cuillères à soupe de miel

Préparation :

Préchauffez votre four à 180°C.

Mélangez la farine, le gingembre, le sel et la cannelle dans un saladier. Mélangez bien et réservez.

Mélangez l'œuf, le beurre et le miel. Puis, intégrez les deux préparations ensemble et remuez bien.

Mettez du papier cuisson sur une plaque.

Avec vos mains, formez les cookies et placez-les sur la plaque. Laissez cuire 10 minutes et retirez du four pour qu'ils refroidissent.

Vous pouvez servir vos cookies avec de la confiture faite maison, ou simplement un verre de lait.

Dégustez !

Valeur nutritionnelle par portion : Kcal : 123, Protéines : 0.9g, Glucides : 19.7g, Lipides : 4.2g

2. Muffins à la Cannelle

Ingrédients :

1 tasse de farine

¼ de tasse de miel

1 cuillère à café de levure

1 cuillère à soupe de beurre, fondu

2 tasses de lait écrémé

1 cuillère à café de sel

1 cuillère à café de cannelle, moulue

Pour le nappage :

2 cuillères à soupe d'amandes, grossièrement hachées

1 cuillère à soupe de beurre

1 cuillère à soupe de miel

1 cuillère à café de cannelle

Préparation :

Mettez tous les ingrédients secs dans un saladier et mélangez. Intégrez délicatement une cuillère à soupe de beurre fondu et le lait, jusqu'à ce que la pâte forme une boule. Vous pouvez ajouter un peu de lait pour obtenir la bonne consistance. Malaxez bien pendant quelques minutes, à la main ou au batteur électrique. La pâte devrait devenir très collante.

Puis, ajoutez un peu de farine (2 cuillères à soupe devraient suffire) pour obtenir une pâte lisse. Couvrez et laissez lever pendant environ 15 minutes.

Pendant ce temps, préchauffez votre four à 180°C. Utilisez des moules à muffin pour former vos gâteaux. Laissez cuire environ 20 minutes, jusqu'à ce qu'ils soient d'une belle couleur brune. Retirez du four et laissez refroidir.

Enfin, mélangez tous les ingrédients du nappage dans une grande poêle à feu moyen-vif. Remuez et laissez cuire jusqu'à ce que tous les ingrédients soient intégrés et que le beurre soit fondu. Versez le nappage sur les muffins et placez 10 minutes au réfrigérateur.

Servez !

Valeur nutritionnelle par portion : Kcal : 145, Protéines : 5.2g, Glucides : 28.4g, Lipides : 10.2g

3. Pâtes Ziti à l'Avocat et au Pesto

Ingrédients :

280 gr de pâtes Ziti

2 avocats de taille moyenne, pelés, dénoyautés et écrasés

1 cuillère à soupe de basilique frais, finement haché

1 cuillère à café de pignons de pin

½ tasse d'huile d'olive

1 cuillère à café de sel

1 cuillère à café de poivre noir, moulu

1 cuillère à soupe de jus de citron

1 cuillère à café de zestes de citron

Préparation :

Suivez les instructions sur le paquet pour faire cuire les Ziti. Retirez du feu une fois cuit et mettez dans un plat.

Mélangez le basilic, les pignons de pin, les avocats, le jus de citron et l'huile d'olive dans un saladier. Saupoudrez de sel et poivre et mélangez bien. Réservez le pesto.

Versez le pesto sur les Ziti et assaisonnez de zestes de citron.

Dégustez !

Valeur nutritionnelle par portion : Kcal : 447, Protéines : 9.8g, Glucides : 48.2g, Lipides : 23.1g

4. Betteraves à la Menthe

Ingrédients :

900 gr de betteraves, tranchées

1 cuillère à soupe d'huile d'olive

Pour la sauce :

¼ de tasse de feuilles de menthe, finement hachées

1 cuillère à soupe de jus de citron

1 cuillère à café de miel

½ cuillère à café de sel

Préparation :

Préchauffez votre four à 180°C.

Enroulez les tranches de betteraves dans des feuilles d'aluminium préalablement graissées et mettez-les dans le four. Laissez cuire pendant une heure, jusqu'à ce qu'elles soient tendres. Sortez du four et laissez refroidir un moment.

Pendant ce temps, mélangez les ingrédients pour la sauce dans un bol et battez bien.

Mettez les betteraves sur un plat et arrosez de sauce. Saupoudrez d'un peu plus de sel et décorez de quelques feuilles de menthe.

Valeur nutritionnelle par portion : Kcal : 82, Protéines : 0.2g, Glucides : 2.6g, Lipides : 5.1g

5. Bol de Poulet Chaud

Ingrédients :

650 gr de tomates rôties, coupées en dés

12 cuisses de poulet, désossées et sans peau

1 cuillère à soupe de basilic séché, en poudre

25 cl de lait entier

½ cuillère à café de sel

½ cuillère à café de poivre noir, moulu

200 gr de concentré de tomate

3 branches de céleri, en rondelles

3 carottes de taille moyenne, en rondelles

2 cuillères à soupe d'huile d'olive

1 oignon finement émincé

4 gousses d'ail, émincées

½ boite de champignons

Préparation :

Faites chauffer l'huile dans une poêle à feu moyen-vif. Ajoutez le céleri, les oignons et les carottes et laissez frire 5 à 10 minutes.

Puis, ajoutez le concentré de tomate, le basilic, l'ail, les champignons et l'assaisonnement. Remuez les légumes jusqu'à ce qu'ils soient complètement couverts de sauce tomate. En même temps, coupez le poulet en petits cubes pour qu'il soit plus facile à consommer.

Mettez le poulet dans la poêle, versez l'huile d'olive par-dessus et ajoutez les légumes. Mélangez bien tous les ingrédients. Réduisez à feu doux et laissez cuire environ 30 minutes.

Assurez-vous que les légumes et le poulet soient bien cuits avant de retirer du feu.

Servez.

Valeur nutritionnelle par portion : Kcal : 504, Protéines : 36.3g, Glucides : 72.4g, Lipides : 6.8g

6. Soupe d'Automne

Ingrédients :

3 patates douces de taille moyenne, coupées en petits morceaux

1 cuillère à café de sel

2 bulbes de fenouil émincés

425 gr de purée de potiron

1 gros oignon émincé

1 cuillère à soupe d'huile d'olive

½ cuillère à café d'épices pour tarte au potiron

1,5 L d'eau bouillante

Préparation :

Faites chauffer 1 cuillère à coupe d'huile dans une marmite à feu moyen-vif.

Puis, réduisez à feu doux et ajoutez les oignons et les bulbes de fenouil. Couvrez et laissez cuire jusqu'à ce qu'ils caramélisent.

Ajoutez le reste des ingrédients dans la marmite et laissez cuire jusqu'à ce que les patates douces soient un peu aigres. Cuisez à feu très doux pour un résultat optimal. Une fois la cuisson terminée, mixez la soupe jusqu'à ce qu'elle soit bien lisse et ajoutez un peu de sel pour le goût.

Dégustez !

Valeur nutritionnelle par portion : Kcal : 230, Protéines : 1.3g, Glucides : 32.6g, Lipides : 12.3g

7. Poulet à l'Espagnole

Ingrédients :

6 cuisses de poulet, sans peau

½ tête de chou-fleur, en fleurons

1 cuillère à café de sel

1 boite de tomates, coupées en petits morceaux

500 gr de choux de Bruxelles

1 chorizo de taille moyenne

3 courgettes de taille moyenne, pelées et coupées en rondelles

2 cuillères à soupe d'huile végétale

Préparation :

Mettez un peu d'huile dans une poêle. Faites frire les cuisses de poulet - enlevez la peau si vous préférez – jusqu'à ce qu'elles dorent. Retirez les cuisses de poulet de la poêle et placez-les dans une grande casserole. Ensuite, coupez le chorizo et faites revenir environ 3 minutes. Ensuite, mettez-le dans la casserole avec le poulet.

Coupez les courgettes et déchiquetez le chou-fleur en petits fleurons et ajoutez-les dans la casserole, ainsi que les choux de Bruxelles. Ajoutez du sel et versez les tomates coupées sur les reste des ingrédients. Faites cuire à feu doux pendant une heure environ. Servez accompagné d'épis de maïs.

Valeur nutritionnelle par portion : Kcal : 431, Protéines : 27.7g, Glucides : 38.4g, Lipides : 13.2g

8. Boulettes de Bœuf aux Champignons Blancs

Ingrédients :

900 gr de bourguignon de bœuf, coupé en cubes

Sel et poivre moulu pour le goût

2 cuillères à soupe d'huile d'olive

2 tasses de champignons blancs frais

2 tasses de bouillon de bœuf

½ oignon blanc, émincé

1 cuillère à soupe d'ail émincé

Préparation :

Assaisonnez le bœuf avec du poivre et du sel en remuant pour que tous les morceaux soient recouverts d'épices.

Dans une marmite à feu moyen-vif, ajoutez l'huile et faites revenir la viande, jusqu'à ce qu'elle brunisse de chaque côté. Ajoutez l'ail et les oignons. Faites sauter pendant 2 minutes et ajoutez les champignons.

Versez le bouillon de bœuf, couvrez et portez à ébullition. Puis, réduisez à feu doux et laissez mijoter pendant 30 minutes environ, jusqu'à ce que la viande soit tendre et bien cuite.

Assaisonnez à votre goût et mettez dans un plat. Servez immédiatement.

Valeur nutritionnelle par portion : Kcal : 235, Protéines : 28.8g, Glucides : 18.4g, Lipides : 7.2g

9. Dinde à l'Orange

Ingrédients :

2 cuillères à soupe de beurre clarifié

500 gr de blancs de dinde en morceaux

1 cuillère à café de sel

1 cuillère à café de poivre noir, moulu

1 tasse de bouillon de poulet

2 cuillères à soupe de beurre

1 cuillère à café de miel

2 cuillères à café de zestes d'orange

2 cuillères à soupe de jus d'orange frais

1 cuillère à café de poivre de Cayenne, moulu

Préparation :

Assaisonnez les morceaux de dinde des deux côtés avec le sel et le poivre.

Faites fondre le beurre dans une poêle à feu moyen-vif puis faites revenir la viande jusqu'à ce qu'elle soit bien dorée. Réservez.

Mettez un peu plus de beurre, les zestes d'orange, le jus d'orange, le poivre de Cayenne et le bouillon dans la même poêle et laissez mijoter. Remettez les blancs de dinde dans la poêle et laissez-les s'imprégner de la sauce.

Couvrez portez à ébullition, puis réduisez à feu doux. Laissez mijoter 45 à 60 minutes, jusqu'à ce que la viande soit tendre et bien cuite. Si la sauce n'est pas encore assez épaisse, laissez cuire un peu plus longtemps sans couvercle jusqu'à obtenir la bonne consistance.

Mettez la dinde dans un plat, arrosez de sauce et servez immédiatement.

Valeur nutritionnelle par portion : Kcal : 125, Protéines : 13.6g, Glucides : 17.3g, Lipides : 8.2g

10. Curry de Bœuf Thaï au Citron Vert

Ingrédients :

900 gr de bifteck, coupé en lamelles

2 cuillères à soupe d'huile d'olive

2 cuillères à soupe de feuilles de chaux, coupées en fines lamelles

1 tasse de lait non sucré

½ tasse de bouillon de bœuf ou d'eau (optionnel)

3 cuillères à café de sucre

1 cuillère à café de sel

1 cuillère à café de poivre noir, moulu

¼ de tasse de pâte de curry Panang

Préparation :

Faites chauffer une cuillère à soupe d'huile d'olive dans un faitout à feu moyen-vif. Ajoutez rapidement une cuillère à soupe de feuilles de chaux.

Ajoutez la pâte de curry, réduisez à feu doux et laissez cuire 3 minutes pour que les aromates se dégagent.

Ajoutez la viande et laissez cuire 5 minutes en remuant de temps en temps.

Versez le bouillon, le sucre et le lait. Mélanger brièvement et couvrez. Portez à ébullition, puis réduisez à feu doux. Laissez mijoter 30 à 35 minutes, jusqu'à ce que la viande soit tendre et bien cuite.

Assaisonnez à votre goût et laissez cuire découvert jusqu'à obtenir la bonne consistance.

Répartissez dans des bols individuels et servez immédiatement.

Valeur nutritionnelle par portion : Kcal : 425, Protéines : 21.2g, Glucides : 18.9g, Lipides : 23.2g

11. Steak de Thon au Cumin

Ingrédients :

¼ de tasse de feuilles de coriandre fraîchement hachées

2 gousses d'ail, émincées

2 cuillères à soupe de jus de citron

½ tasse d'huile d'olive

4 steaks de thon

½ cuillère à café de paprika fumé

½ cuillère à café de cumin, moulu

½ cuillère à café de piment en poudre

¼ de tasse de menthe fraiche

Préparation :

Mettez la coriandre, l'ail, le paprika, le cumin, le piment et le jus de citron dans un Blender et mixez. Intégrez progressivement l'huile et mixez jusqu'à obtenir un mélange homogène.

Mettez la préparation dans un saladier, ajoutez le poisson et remuez délicatement pour recouvrir les steaks de thon.

Laissez au frais pendant au moins deux heures pour que les saveurs pénètrent le poisson.

Sortez du réfrigérateur et faites préchauffer un grill à gaz ou à charbon. Graissez légèrement le grill avec de l'huile d'olive, mettez le poisson et laissez griller pendant environ 3-4 minutes de chaque côté.

Retirez du grill, mettez dans un plat et servez avec de la menthe fraîche.

Valeur nutritionnelle par portion : Kcal : 187, Protéines : 29.2g, Glucides : 3.4g, Lipides : 4.2g

12. Burritos aux Haricots Verts

Ingrédients :

1 tasse de haricots verts, précuits

500 gr de bœuf haché maigre

1 tasse de fromage frais (type "cottage"), émietté

½ tasse d'oignon, finement émincé

1 cuillère à café de poivre rouge, moulu

1 cuillère à café de piment en poudre

6 tortillas de blé complet

Préparation :

Faites cuire la viande et coupez-la en petits morceaux. Ajoutez le poivre rouge, le piment en poudre et les oignons. Remuez bien pendant 15 minutez et retirez du feu.

Mélangez le fromage frais et les haricots verts dans un Blender. Mixez bien pendant 30 secondes. Ajoutez cette préparation à la viande. Divisez en 6 parts égales et répartissez sur les tortillas. Roulez et servez.

Valeur nutritionnelle par portion : Kcal : 248, Protéines : 2.4g, Glucides : 7.4g, Lipides : 2.1g

13. Purée aux Œufs et à l'Avocat E

Ingrédients :

4 œufs bio

1 tasse de lait écrémé

½ avocat, pelé, dénoyauté et écrasé

1 cuillère à café de sel

Préparation :

Placez délicatement les œufs dans une casserole d'eau bouillante. Laissez cuire 10 minutes. Egouttez et rincez. Laissez refroidir un instant, puis enlevez la coquille. Vous pouvez ajouter une cuillère à café de bicarbonate de soude dans l'eau afin d'enlever la coquille plus facilement. Coupez les œufs et mettez au réfrigérateur pendant 30 minutes.

Mettez l'avocat écrasé et les œufs dans un Blender. Assaisonnez de sel. Ajoutez le lait et mixez pendant 30 secondes, jusqu'à obtenir un mélange homogène. Vous devez consommer cette purée de suite.

Valeur nutritionnelle par portion : Kcal : 221, Protéines : 9.8g, Glucides : 9.5g, Lipides : 18.2g

14. Salade Crémeuse aux Fraises

Ingrédients :

½ tasse de noix, moulues

2 tasses de fraises fraîches, coupées

1 cuillère à soupe de coulis de fraise

2 cuillères à soupe de crème fouettée

1 cuillère à soupe de sucre brun

Préparation :

Lavez et coupez les fraises en petits morceaux. Mélangez aux noix moulues dans un bol. Dans un autre bol, mélangez le coulis de fraise, la crème fouettée et le sucre brun. Battez bien à l'aide d'une fourchette et recouvrez les fraises de cette préparation.

Valeur nutritionnelle par portion : Kcal : 223, Protéines : 12.3g, Glucides : 10.2g, lipides : 4.8g

15. Œufs au Gingembre

Ingrédients :

3 œufs bio

2 cuillères à soupe d'huile d'olive

1 cuillère à café de gingembre frais, râpé

Une pincée de poivre noir, moulu

Une pincée de sel

Préparation :

Battez les œufs à l'aide d'une fourchette. Ajoutez le gingembre et le poivre. Mélangez bien et faites frire dans de l'huile d'olive pendant quelques minutes. Servez chaud. Assaisonnez avec un peu de sel.

Valeur nutritionnelle par portion : Kcal : 102, Protéines : 13.7g, Glucides : 9.5g, Lipides : 5.6g

16. Pain de Sarrasin aux Graines de chia

Ingrédients :

3 tasses de farine de sarrasin

3 blancs d'œufs

1 une tasse de graines de chia, broyées

1 cuillère à café de sel

½ paquet de levure en poudre

De l'eau chaude

Préparation :

Mélangez la farine, les œufs et les graines de chia avec le sel et la levure. Ajoutez de l'eau chaude et malaxez jusqu'à obtenir une pâte lisse. Laissez lever dans un endroit chaud pendant environ 30-40 minutes.

Saupoudrez de la farine sur le plan de travail afin d'empêcher que la pâte n'adhère. Formez le pain avec vos mains. Ces pains sont normalement ronds, mais ce n'est pas une obligation.

Arrosez légèrement d'eau chaude et faites cuire à four chaud (180°C) pendant 40 minutes environ.

Valeur nutritionnelle par portion : Kcal : 131, Protéines : 6.8g, Glucides : 16.3g, Lipides : 4.2g

17. Salade Chaude de Haricots

Ingrédients :

400 gr de haricots, précuits

200 gr de maïs doux

1 cuillère à café de piment en poudre

1 cuillère à soupe de persil haché

3 cuillères à soupe d'huile

1 oignon de taille moyenne, pelé et émincé

Préparation :

Faites chauffer l'huile à feu moyen. Faites frire les oignons pendant quelques minutes. Ajoutez le piment et environ 2 cuillères à soupe d'eau et laissez cuire 10 minutes de plus.

Puis, ajoutez les haricots, le maïs et environ un quart de tasse d'eau. Portez à ébullition et laissez cuire encore 10 minutes. Retirez du feu et placez dans un saladier.

Ajoutez le persil haché et mélangez. Servez.

Valeur nutritionnelle par portion : Kcal : 121 Protéines : 36g, Glucides : 30.8g, Lipides : 14g

18. Fromage Frais au Pâté de Chia

Ingrédients :

½ tasse poudre de graines de chia

¼ de tasse de graines de chia

½ tasse de fromage frais (type "Cottage"), émietté

¼ de tasse de persil, finement haché

¼ de tasse de lait écrémé

1 cuillère à soupe de moutarde

Une pincée de sel

Préparation :

Mélangez le persil et la moutarde dans un bol et réservez.

Pendant ce temps, mélangez le fromage frais, le lait, le sel, la poudre de graines de chia et les graines de chia. Mélangez bien et ajoutez le mélange de moutarde et de persil. Laissez reposer au réfrigérateur pendant une heure avant de servir.

Valeur nutritionnelle par portion : Kcal : 131, Protéines : 14.8g, Glucides : 10.3g, Lipides : 7.4g

19. Salade de Poulet au Tournesol

Ingrédients :

3 blancs de poulet, désossés, sans peau et coupés en deux

1 tasse de laitue Iceberg, déchiquetée

5 tomates cerises, coupées en deux

2 cuillères à soupe de crème

1 cuillère à soupe d'huile d'olive

1 cuillère à café de persil frais, haché

1 cuillère à soupe d'huile de tournesol

1 cuillère à café de piment, en poudre

1 cuillère à soupe de jus de citron

1 cuillère à café de sel

Préparation :

Coupez les blancs de poulet en cubes. Mélangez l'huile de tournesol, le persil haché, le piment et le jus de citron pour faire une marinade. Mettez les blancs de poulet sur une plaque de cuisson, arrosez de marinade au piment et laissez cuire 30 minutes à 180°C. Sortez du four.

Pendant ce temps, mélangez les tomates cerises avec la laitue et la crème. Ajoutez les cubes de poulets et assaisonnez de sel, poivre et huile d'olive.

Mélangez et servez.

Valeur nutritionnelle par portion : Kcal : 282, Protéines : 29.4g, Glucides : 9.8g, Lipides : 12.3g

20. Haricots Verts Crémeux

Ingrédients :

1 tasse de haricots verts, précuits

1 tomate de taille moyenne, coupée en dés

1 ½ tasse de fromage frais (type ''Cottage'')

1 cuillère à café de sauce à l'ail

1 cuillère à soupe d'huile de graines de lin

1 cuillère à café de sel

1 cuillère à café de poivre noir, moulu

Préparation :

Utilisez des haricots précuits afin de gagner un peu de temps. Si toutefois vous préférez les cuire vous-même, laissez-les tremper toute une nuit, rincez-les et égouttez avant de les cuisiner. Placez-les dans une casserole profonde et couvrez d'eau.

Laissez cuire 35-40 minutes à feu moyen-vif. Égouttez et laissez refroidir un instant.

Pendant ce temps, coupez les tomates en petits morceaux et mettez-les dans un saladier. Ajoutez les autres ingrédients et mélangez bien. Assaisonnez de sel et poivre. Servez froid.

Valeur nutritionnelle par portion : Kcal : 192, Protéines : 11.3g, Glucides : 20.5g, Lipides : 8.7g

21. Salade aux Œufs et aux Epinards

Ingrédients :

4 gros œufs, durs

1 carotte de taille moyenne, râpée

1 tasse d'épinards, hachés

1 cuillère à soupe de gingembre frais, râpé

1 cuillère à soupe de jus de citron

1 cuillère à soupe d'huile d'olive

1 cuillère à café de curcuma, râpé

1 cuillère à café de sel

Préparation :

Faites bouillir les œufs 10-12 minutes, retirez du feu, enlevez la coquille et coupez en petits cubes. Mettez-les dans un saladier et mélangez avec les épinards, la carotte râpée et le gingembre.

Arrosez de jus de citron et assaisonnez d'huile d'olive, curcuma et sel. Servez froid.

Valeur nutritionnelle par portion : Kcal : 97, Protéines : 13.3g, Glucides : 4.5g, Lipides : 3.5g

22. Chou Rouge à la Feta

Ingrédients :

1 tasse de chou rouge, râpé

½ tasse de carottes, râpées

½ tasse de betteraves, râpées

1 tasse de Feta

3 cuillères à soupes d'amandes, émincées

1 cuillère à soupe d'extrait d'amande

1 cuillère à soupe d'huile végétale

1 cuillère à café de sel

Préparation :

Mélangez les légumes dans un saladier. Ajoutez la feta, les amandes émincées et l'extrait d'amande. Assaisonnez d'huile d'amande et de sel.

Vous pouvez ajouter un peu de jus de citron ou de vinaigre, mais c'est optionnel.

Valeur nutritionnelle par portion : Kcal : 98, Protéines : 5.8g, Glucides : 7.2g, Lipides : 8.5g

23. Boulettes de Poisson Méditerranéennes

Ingrédients :

700 gr de filets de poisson blanc

1 cuillère à café de poivre noir, fraîchement moulu

225 gr de crevettes

Le jus d'½ citron

1½ tasse de farine d'amande

2 cuillères à soupe de sauce tartare

½ tasse d'eau

3 cuillères à soupe de persil frais, finement haché

3 gros œufs

1 cuillère à café de sel

Huile de cuisson en spray

Préparation :

Utilisez un mixeur pour faire une pâte en mélangeant 2 œufs, ½ tasse de farine d'amande, les crevettes, le poisson blancs, le persil et le jus de citron. Mixez jusqu'à obtenir un mélange homogène. Prenez un bol et mélangez un peu d'eau avec un œuf. Battez bien. Dans un autre bol, mettez le reste de farine d'amande et ajoutez du poivre et du sel.

Dans un saladier, mélangez le contenu des 3 récipients. Formez de petites boulettes de cette préparation. Mettez les boulettes dans une poêle et faites frire 15 minutes. Dégustez avec de la sauce tartare.

Valeur nutritionnelle par portion : Kcal : 54, Protéines : 5.2g, Glucides : 4.7g, Lipides : 2.5g

24. Crevettes au Beurre

Ingrédients :

900 gr de grosses crevettes, pelées et déveinées

2 cuillères à soupe de jus de citron

1 cuillère à café de poivre de Cayenne, moulu

½ cuillère à café de poivre noir, moulu

1 cuillère à café de sel de mer

4 gousses d'ail, émincées

3 cuillères à soupe de beurre

2 cuillères à soupe de persil frais, haché

2 cuillères à soupe de graisse de cuisson

Préparation :

Préchauffez une grande poêle à feu moyen- vif. Ajoutez un peu de beurre et faites-le fondre.

Puis, ajoutez les crevettes. Faites-les frire jusqu'à ce qu'elles soient presque opaques.

Ajoutez le reste des ingrédients dans la poêle. Réduisez à feu doux et laissez mijoter encore 30 minutes.

Valeur nutritionnelle par portion : Kcal : 104, Protéines : 19.6g, Glucides : 4.8g, Lipides : 11.7g

25. Salade de Persil aux Noix & Dates

Ingrédients :

2 tasses de persil italien, grossièrement haché

¼ de tasse d'amandes, coupées en deux

½ tasse de dates, dénoyautées et coupées en deux

2 cuillères à soupe de vinaigre balsamique

2 cuillères à soupe d'huile d'olive

½ cuillère à café de sel

½ cuillère à café de poivre noir, moulu

Préparation :

Mélangez l'huile, le vinaigre, le sel et le poivre dans un bol. Remuez bien et réservez.

Dans un saladier, mélangez le persil, les amandes et les dates. Remuez bien et arrosez de sauce.

Mettez 30 minutes au réfrigérateur avant de servir.

Valeur nutritionnelle par portion : Kcal : 58, Protéines : 5.2g, Glucides : 10.6g, Lipides : 8.7g

26. Côtelettes de Porc au Cumin

Ingrédients :

1,8 kg de côtelettes de porc coupées

1 cuillère à soupe d'huile d'olive

1 cuillère à café de sel

1 cuillère à café de piment, moulu

Pour la sauce :

1 cuillère à café de cumin, moulu

1 cuillère à café de moutarde de Dijon

½ cuillère à café de paprika fumé, moulu

½ cuillère à café de poivre noir, moulu

1 cuillère à soupe d'huile d'olive

Préparation :

Préchauffez l'huile dans une grande poêle à feu moyen-vif.

Pendant ce temps, mélangez les ingrédients pour la sauce dans un bol et réservez.

Mettez les côtelettes dans la poêle et laissez cuire environ 10 minutes des deux côtés ou jusqu'à ce qu'elles soient cuites. Réduisez à feu doux et laissez cuire 5 minutes de plus. Retirez du feu et mettez dans un plat.

Recouvrez de sauce.

Servez avec des tomates fraîchement coupées, mais c'est optionnel.

Valeur nutritionnelle par défaut : Kcal : 165, Protéines : 24.6g, Glucides : 3.5g, Lipides : 12.4g

27. Gâteaux à la Noix de Coco Sans Cuisson

Ingrédients :

2 cuillères à soupe de noix, grossièrement hachées

½ petite noix de coco, râpée

1 cuillère à soupe de baies de Goji

1 tasse de lait de coco

1 cuillère à café de zestes de citron

½ cuillère à café d'extrait de vanille

½ cuillère à café de sucre

1 cuillère à café de cacao brut

½ cuillère à café de piment, moulu

Préparation :

Mélangez le piment, les zestes de citron, l'extrait de vanille et le lait de coco dans une grande casserole. Laissez cuire 10 to 15 minutes à feu doux. Laissez refroidir un instant.

Pendant ce temps, mélangez les noix, la coco râpée, les baies et ½ tasse d'eau dans un mixeur. Mélangez jusqu'à obtenir un mélange homogène et versez dans la casserole. Mélangez bien

Utilisez des moules à muffin pour façonner vos gâteaux. Recouvrez de cacao ou de chocolat râpé et placez au réfrigérateur pendant 3 heures avant de servir.

Valeur nutritionnelle par portion : Kcal : 135, Protéines : 3.2g, Glucides : 10.2g, Lipides : 9.4g

28. Toasts au Persil

Ingrédients :

4 tranches de pain complet

½ tasse de mozzarella, émiettée

½ tasse de persil, finement haché

2 cuillères à soupe d'huile d'olive extra vierge

1 cuillère à café de poivre noir, moulu

1 cuillère à café de basilic, haché

Préparation :

Mélangez le fromage, le persil et le poivre dans un saladier. Battez énergiquement à l'aide d'une fourchette et réservez.

Versez l'huile d'olive sur les tranches de pain à l'aide d'un pinceau de cuisine. Mettez les tranches de pain au grill pendant 2 minutes, jusqu'à ce qu'elles soient juste dorées.

Répartissez la préparation au fromage sur le pain. Saupoudrez d'une cuillère à café de basilic. Dégustez immédiatement pendant que le pain est chaud et croustillant.

Vous pouvez ajouter quelques rondelles de tomate, mais c'est optionnel.

Dégustez !

Valeur nutritionnelle par portion : Kcal : 145, Protéines : 8.8g, Glucides : 15.7g, Lipides : 5.5g

29. Gruau de Grenades

Ingrédients :

1 tasse d'avoine

½ tasse de prunes séchées, coupées en morceaux

1 tasse de lait écrémé

1 cuillère à soupe de graines de lin

1 cuillère à soupe de miel

1 cuillère à soupe de graines de grenades

1 cuillère à soupe de graines de chia

1 cuillère à café d'extraits de vanille

¼ de tasse de jus de grenade

Préparation :

Commencez par mélanger l'avoine, les prunes, les graines de lin et l'extrait de vanille dans un saladier. Ajoutez le miel, le lait, le jus de grenade et mélangez bien. Recouvrez des graines de chia et laissez reposer une nuit.

Dégustez !

Valeur nutritionnelle par portion : Kcal : 310, Protéines : 12.4g, Glucides : 41.2g, Lipides : 9.3g

30. Rôti de Crevettes aux Tomates Grillées

Ingrédients :

1 tasse de tomates grillées

1 tasse de crevettes surgelées

1 cuillère à soupe de basilic séché

4 tasses de bouillon de poisson

3 cuillères à soupe de concentré de tomate

3 branches de céleri, émincées

3 carottes de taille moyenne, en rondelles

2 cuillères à soupe d'huile d'olive

1 oignon de taille moyenne, finement émincé

4 gousses d'ail, écrasées

½ tasse de têtes de champignons

Préparation :

Faites chauffer l'huile d'olive dans une poêle à feu moyen. Ajoutez les branches de céleris émincées, les oignons et les carottes. Remuez bien et laissez frire environ 10 minutes.

Retirez du feu et transférez dans une poêle profonde. Ajoutez le reste des ingrédients et laissez cuire une heure à feu moyen.

Valeur nutritionnelle par portion : Kcal : 303, Protéines : 34.8g, Glucides : 7.4g, Lipides : 15.3g

31. Pancakes aux Avocats

Ingrédients :

1 tasse de lait écrémé

1 œuf bio

1 tasse de farine

½ cuillère à café de sel

1 avocat de taille moyenne, pelé, dénoyauté et écrasé

½ cuillère à soupe de sucre brun

2 cuillères à soupe d'huile pour la cuisson

1 cuillère à café de sucre glace

1 cuillère à café de levure

Préparation :

Faites préchauffer l'huile dans une poêle à feu moyen-vif.

Pendant ce temps, mélangez la farine, la levure et le sel dans un saladier. Mélangez bien et ajoutez le lait et l'œuf.

Travaillez bien jusqu'à obtenir une pâte homogène. Mettez une cuillère de pâte dans la poêle et faites frire jusqu'à ce que le pancake soit doré des deux côtés. Une fois cuits, laissez les pancakes refroidir.

Mettez l'avocat dans un mixeur. Saupoudrez de sucre brun et mixez jusqu'à obtenir un mélange homogène.

Répartissez le mélange à l'avocat sur les pancakes et saupoudrez d'un peu de sucre glace pour décorer.

Servez immédiatement.

Valeur nutritionnelle par portion : Kcal : 198, Protéines : 7.6g, Glucides : 12.5g, Lipides : 12.3g

32. Chili Blanc Crémeux

Ingrédients :

500 gr de blancs de poulet, désossés, sans peau et coupés en dés d'1 cm

1 oignon de taille moyenne, pelé et coupé en rondelles

2 boites de haricots blancs, cuits

1 tasse de bouillon de poulet

2 boites de piments verts, émincés

3 cuillères à soupe d'huile d'olive

Sel et poivre pour l'assaisonnement

1 cuillère à café d'origan séché

1 cuillère à café de cumin, moulu

1 tasse de crème

½ tasse de crème fouettée épaisse

Préparation :

Faites chauffer l'huile d'olive à feu moyen-vif. Ajoutez les rondelles d'oignon et laissez frire pendant 1 minute environ avant d'ajouter les dés de poulets. Réduisez à feu très doux et laissez cuire encore 15 minutes environ.

Ajoutez les autres ingrédients, à part la crème et la crème fouettée. Mélangez bien et portez à ébullition. Réduisez à feu doux, couvrez, et laissez mijoter pendant 30 minutes.

Recouvrez de crème et de crème fouettée épaisse. Servez chaud.

Valeur nutritionnelle par portion : Kcal : 206 Protéines : 45.4g, Glucides : 49g, Lipides : 17g

33. Smoothie au Thé Vert

Ingrédients :

3 cuillères à soupe de thé vert, haché

1 tasse de raisins blancs

½ tasse de chou frisé, finement coupé

1 cuillère à soupe de miel

½ cuillère à café de menthe fraîche, finement coupée

1 tasse d'eau

Préparation :

Mélangez les ingrédients dans un Blender. Mixez jusqu'à obtenir un mélange onctueux et mettez dans un verre. Placez 30 minutes au réfrigérateur avant de servir.

Servez immédiatement avec quelques glaçons.

Valeur nutritionnelle par portion : Kcal : 301 Protéines : 4.8g, Glucides : 55.4g, Lipides : 2.1g

34. Soupe de Poulet Epaisse

Ingrédients :

500 gr de poulet, désossé et sans peau

1 boite de haricots blancs

¼ de piment Jalapeno, émincé

1 petit oignon, pelé et finement émincé

2 gousses d'ail, écrasées

3 cuillères à soupe d'huile végétale

1 cuillère à café de sel

1 cuillère à café de poivre noir, moulu

2 tasse de bouillon de poulet

½ cuillère à café de piment en poudre

¼ de tasse de jus de citron

½ cuillère à café de cumin, moulu

½ cuillère à café de coriandre, moulue

Préparation :

Rincez et égouttez les haricots. Écrasez la moitié à l'aide d'une fourchette et réservez.

Faites chauffer l'huile dans une poêle à feu moyen. Ajoutez l'ail, les oignons et le piment. Faites frire quelques minutes.

Puis, ajoutez les épices et continuez à faire frire pendant une minute ou deux.

Ajoutez les haricots, le poulet, le bouillon de poulet et le jus de citron. Portez à ébullition et faites cuire 20 minutes.

Ajoutez la coriandre et cuisez encore 5 minutes. Retirez du feu et laissez refroidir.

Servez !

Valeur nutritionnelle par portion : Kcal : 118, Protéines : 36g, Glucides : 31.8g, Lipides : 16g

35. Choux de Bruxelles à la Sauce Tomate

Ingrédients :

1,4 kg de queue de bœuf, précuite et désossée

700 gr de choux de Bruxelles, précuits et égouttés

1 gros oignon rouge

4 gousses d'ail

1 cuillère à soupe de piment en poudre

1 grosse tomate, hachée

3 feuilles de laurier

½ tasse de persil frais, haché

4 tasses d'eau

1 cuillère à soupe d'huile d'olive

Préparation :

Versez 6 verres d'eau dans un cocotte-minute et mettez-y les queues de bœuf. Ajoutez cuillère à soupe d'huile d'olive et laissez cuire 10 minutes.

Ajoutez tous les légumes et les épices. Ajoutez de l'eau pour couvrir tous les ingrédients. Laissez cuire 45 minutes.

Mixez les tomates et transférez-les dans la cocotte-minute. Laissez cuire 20 minutes de plus.

Valeur nutritionnelle par portion : Kcal : 219, Protéines : 48.3g, Glucides : 51.4g, Lipides : 29g

36. Calamars Crémeux

Ingrédients :

500 gr de calamars frais, sans la tête

1 tasse de fromage frais (type ''cottage'')

½ tasse de Feta

¼ de tasse de céleri frais, finement émincé

3 cuillères à soupe d'huile d'olive

1 cuillère à café de pilent, en poudre

Préparation :

Lavez les calamars. Faites sécher et réservez.

Mélangez le fromage frais avec la Feta et le céleri émincé. Mélangez bien et utilisez une cuillère à soupe de cette préparation pour farcir chaque calamar.

Faites chauffer l'huile d'olive dans une grande poêle à feu moyen-vif. Faites frire de chaque côté pendant plusieurs minutes. Retirez du feu et laissez refroidir 15 minutes.

Saupoudrez de piment en poudre et servez.

Valeur nutritionnelle par portion : Kcal : 232, Protéines : 24.2g, Glucides : 9.1g, Lipides : 10.5g

37. Soupe de Carottes Chaude

Ingrédients :

5 grosses carottes pelées et coupées en rondelles

2 cuillères à soupe d'huile d'olive

1 tasse de crème

2 tasses d'eau

Une pincée de sel

Préparation :

Faites chauffer l'huile d'olive à feu moyen. Pelez et coupez les carottes. Laissez frire environ 15 minutes, en remuant constamment.

Réduisez le feu, ajoutez la crème, le sel et l'eau. Laissez cuire 10 minutes environ.

Valeur nutritionnelle par portion : Kcal : 115, Protéines : 5.8g, Glucides : 16.3g, Lipides : 3.4g

38. Pudding Chaud à la Vanille

Ingrédients :

2 tasses de lait

½ tasse de sucre

2 cuillères à soupe d'extrait de vanille

3 cuillères à soupe de fécule de maïs

1 cuillère à soupe de beurre

Préparation :

Dans une casserole, faites chauffer le lait jusqu'à ébullition. Pendant ce temps, mélangez le sucre avec la fécule de maïs et remuez bien. Versez ce mélange dans le lait chaud et battez bien. Réduisez à feu très doux et laissez cuire jusqu'à ce que le mélange épaississe. Intégrez une cuillère à soupe de beurre et l'extrait de vanille. Versez dans des verrines et laissez refroidir.

Recouvrez de glace et de sauce chocolat.

Valeur nutritionnelle par portion : Kcal : 145, Protéines : 3.1g, Glucides : 25.2g, Lipides : 4.5g

39. Côtelettes d'Agneau Grillées

Ingrédients :

5 côtelettes d'agneau, 3,5 à 4 cm d'épaisseur

1 tasse d'huile végétale

3 gousses d'ail, écrasées

1 cuillère à soupe de feuilles de thym fraîches, hachées

1cuillère à soupe de romarin frais, haché

1 cuillère à soupe de poivre rouge, moulu

1 cuillère à café de sel

Préparation :

Mélangez l'huile avec les gousses d'ail écrasées, les feuilles de thym, le romarin, le poivre rouge et le sel. Mélangez bien dans un saladier. Ajoutez les côtelettes d'agneau et retournez-les pour les recouvrir de sauce. Laissez reposer au réfrigérateur pendant 2 heures.

Préchauffez votre four à 180°C.

Mettez les côtelettes dans un grand plat. Ajoutez 4 cuillères à soupe de marinade et baissez la température du four à 150°C. Laissez cuire 15 minutes et sortez du four.

Puis, ajoutez encore 4 cuillères à soupe de marinade, retournez la viande et laissez cuire 15 minutes supplémentaires.

Sortez du four et servez accompagné de légumes frais. Dégustez !

Valeur nutritionnelle par portion : Kcal : 250, Protéines : 26.2g, Glucides : 14.7g, Lipides : 5.6g

40. Salade aux Citrons Verts

Ingrédients :

1 tasse de mâche, déchiquetée

1 gros oignon, en rondelles

6-7 tomates cerises de taille moyenne

½ tasse d'olives noires

6-7 radis de taille moyenne

½ citron vert, en rondelles

1 cuillère à soupe de jus de citron vert frais

2 cuillères à soupe d'huile d'olive extra vierge

½ cuillère à café de sel

Préparation :

Lavez les légumes. Coupez l'oignon en rondelles et mélangez-le aux autres légumes dans un saladier.

Ajoutez le jus de citron vert, l'huile d'olive et le sel. Mélangez bien et décorez de rondelles de citron vert. Dégustez !

Valeur nutritionnelle par portion : Kcal : 163, Protéines : 3.2g, Glucides : 8.7g, Lipides : 512.9g

41. Wraps de Saumon Sauvage

Ingrédients :

500 gr de saumon sauvage, coupé en morceaux

1 cuillère à soupe d'assaisonnement pour légumes

1 tasse d'oignons hachés

2 cuillères à soupe de poivrons rouges, en petits morceaux

½ tasse de purée de tomate

8 grandes feuilles de laitue Iceberg

½ tasse de cheddar râpé

1 cuillère à soupe d'huile végétale

½ tasse de bouillon de poulet

Préparation :

Faites chauffer de l'huile dans une poêle non adhésive à feu moyen-vif. Ajoutez le saumon et laissez cuire 5 minutes, en remuant constamment. Versez l'assaisonnement pour légumes, les oignons, les poivrons et la purée de tomates. Laissez cuire 5 minutes supplémentaire.

Versez le bouillon, couvrez et portez à ébullition. Puis, réduisez à feu doux et laissez mijoter 20 minutes, jusqu'à ce que le liquide ait réduit de moitié. Retirez du feu et réservez.

Préparez les feuilles de laitue et étalez-les sur le plan de travail. Répartissez le poisson entre les 6 à 8 feuilles. Ajoutez le cheddar et roulez.

Valeur nutritionnelle par portion : Kcal : 250, Protéines : 21.2g, Glucides : 0.5g, Lipides : 18.2g

42. Champignons à la Sauce Tomate

Ingrédients :

1 tasse de têtes de champignons

1 grosse tomate, pelée et hachées

3 cuillères à soupe d'huile d'olive

1 cuillère à soupe de persil, finement haché

1 cuillère à café de sel

½ cuillère à café de poivre noir, moulu

Préparation :

Préchauffez votre four à 200°C.

Faites chauffer l'huile d'olive dans une poêle à feu moyen-vif. Versez les tomates et une tasse d'eau. Réduisez à feu doux et laissez cuire 15 minutes, jusqu'à ce que l'eau se soit évaporée.

Pendant ce temps, mélangez les tomates, le persil et le sel dans un Blender. Mixez jusqu'à obtenir un mélange homogène et réservez.

Lavez et égouttez les champignons et placez-les sur une plaque de cuisson. Versez la sauce par-dessus et saupoudrez de poivre.

Laissez cuire 10-15 minutes. Sortez du four et laissez refroidir un instant.

Servez avec de la crème ou du yaourt grec, mais c'est optionnel.

Dégustez !

Valeur nutritionnelle par portion : Kcal : 250, Protéines : 26.2g, Glucides : 14.7g, Lipides : 5.6g

43. Smoothie à la Goyave

Ingrédients :

1 tasse de goyave, épinée et coupée en morceaux

1 tasse d'épinards, finement hachés

1 banane, pelée et coupée en morceaux

1 cuillère à café de gingembre frais, râpé

½ mangue de taille moyenne, pelée et coupée en morceaux

2 tasses d'eau

Préparation :

Mélangez les ingrédients dans un Blender. Mixez jusqu'à obtenir un mélange homogène et mettez dans des verres. Placez 30 minutes au réfrigérateur avant de servir.

Dégustez !

Valeur nutritionnelle par portion : Kcal : 242, Protéines : 6.7g, Glucides : 57.4g, Lipides : 1.1g

44. Crème au Bleu et aux Haricots

Ingrédients :

50 gr de beurre

1 petit oignon, pelé et émincé

2 gousses d'ail, écrasées

250 gr (une boite) de haricots rouges

100 gr de bleu, râpé

1 cuillère à café de sel

½ tasse d'eau

½ cuillère à café de piment en poudre

Préparation :

Faites fondre le beurre à feu moyen. Ajoutez les oignons, l'ail écrasé et faites frire quelques minutes, jusqu'à ce qu'ils soient dorés.

Ajoutez les haricots rouges et le fromage râpé. Mélangez bien et laissez cuire jusqu'à ce que le fromage fonde. Retirez du feu et laissez refroidir un instant. Mettez le tout dans un Blender et mixez pendant 30 secondes.

Ajoutez le piment en poudre et un peu de sel. Mélangez bien et servez.

Valeur nutritionnelle par portion : Kcal : 71, Protéines : 4.3g, Glucides : 17.5g, Lipides : 9.1g

45. Tresse de Veau et de Dinde

Ingrédients :

900 gr de blancs de dinde, désossés et sans peau

500 gr de steaks de veau, désossé

¼ tasse d'huile végétale

1 cuillère à café de poivre rouge, moulu

1 cuillère à café de sel

Préparation :

Lavez et séchez les morceaux de viande. Coupez-les en tranches de 1 cm d'épaisseur et frappez-les à l'aide d'un maillet afin de les attendrir. Avec un couteau bien aiguisé, coupez chaque tranche en trois parts égales. Fixez chaque lamelle à l'aide d'un cure-dent et tressez.

Mélangez l'huile végétale avec le poivre rouge et le sel. Arrosez les tresses de cette sauce avec un pinceau. Laissez reposer 15 minutes.

Pendant ce temps, faites préchauffer le grill à feu moyen. Vous pouvez ajouter une cuillère à café de marinade sur le grill, mais ce n'est pas une obligation.

Faites griller les tresses pendant 10 minutes de chaque côté, jusqu'à ce qu'elles soient bien dorées.

Valeur nutritionnelle par portion : Kcal : 233, Protéines : 29.3g, Glucides : 0.2g, Lipides : 13.4g

46. Salade de Poivrons Farcis

Ingrédients :

3 gros poivrons rouges, entiers

1 tasse de Feta, émiettée

3 blancs d'œufs

3 cuillères à soupe de crème

½ tasse de persil frais, finement haché

Préparation :

Lavez les poivrons. Coupez la partie supérieure et enlevez les nervures et les graines. Rincez bien. Arrosez légèrement l'intérieur de chaque poivron d'huile d'olive. Réservez.

Mélangez le Feta, les blancs d'œufs, la crème et le persil frais dans un saladier. Mélangez bien. Remplissez les poivrons de cette préparation.

Servez.

Valeur nutritionnelle par portion : Kcal : 185, Protéines : 11.3g, Glucides : 6.2g, Lipides : 13.4g

47. Mac & Cheese Crémeux

Ingrédients :

1 tasse de macaronis de riz

½ tasse de têtes de champignons, en rondelles

1 petite tomate, pelée et coupée en morceaux

Une pincée d'origan, moulu

½ cuillère à café de sucre brun

2 cuillères à soupe de Parmesan

2 cuillères à soupe de crème

2 cuillères à soupe de Feta, émiettée

Une pincée de sel

2 cuillères à soupe d'huile d'olive

Préparation :

Faites bouillir 3 tasses d'eau dans une grande casserole. Retirez du feu et mettez les macaronis dans la casserole. Laissez reposez quelques minutes. Faites attention, les pâtes de riz ramollissent très vite. Égouttez et réservez.

Faites préchauffer l'huile d'olive à feu moyen. Coupez les tomates en petits morceaux et faites-les revenir 5 minutes, en remuant constamment. Ajoutez les rondelles de champignons, l'origan, le sucre et environ 1/5 de tasse d'eau. Laissez cuire 10 minutes environ. Retirez du feu et ajoutez aux macaroni. Mélangez bien.

Faites fondre la Feta à feu très doux. Ajoutez la crème et le Parmesan. Vous pouvez intégrer un peu de lait si le mélange est trop épais (1/4 de tasse devrait suffire).

Servez les macaronis avec les tomates et les champignons et versez la préparation au fromage par-dessus.

Valeur nutritionnelle par portion : Kcal : 180, Protéines : 6.8g, Glucides : 22.2g, Lipides : 7.3g

48. Riz aux Tomates Cerises

Ingrédients :

1 tasse de riz complet

6 grosses tomates cerises

1 tasse de têtes de champignons

1 cuillère à café de romarin séché, finement émincé

Une pincée de sel

3 cuillères à soupe d'huile d'olive

Préparation :

Suivez les instructions sur le paquet pour préparer le riz. Réservez.

Faites chauffer l'huile d'olive dans une grande poêle. Coupez finement les tomates et faites-les revenir pendant 10 minutes en remuant constamment.

Ajoutez les champignons et faites frire jusqu'à ce que l'eau se soit évaporée. Puis, ajoutez le romarin et le sel.

Mélangez la sauce tomate avec le riz et servez.

Valeur nutritionnelle par portion : Kcal : 255, Protéines : 6.1g, Glucides : 48.4g, Lipides : 4.3g

49. Tortillas et leur Sauce Chaude

Ingrédients :

8 tortillas

300 gr de Gouda râpé

4 oignons verts, finement émincés

Une boite de 150 gr de maïs

2 cuillères à soupe d'huile

Pour la Sauce Chili :

3 grosses tomates

1 cuillère à soupe de beurre (vous pouvez le remplacer par de l'huile d'olive)

1 cuillère à soupe de piment en poudre

2 piments verts, finement coupés

2 gousses d'ail, écrasées

½ cuillère à café d'origan

Une pincée de sel

1 cuillère à café de sucre

¼ de tasse de vin

Préparation :

Faites chauffer un grill à feu moyen-vif. Réchauffez chaque tortilla pendant 1 minute au micro-ondes afin qu'elles soient plus faciles à rouler. Saupoudrez le gouda sur les tortillas et ajoutez les oignons verts, le maïs et un peu de sel. Roulez et faites griller chaque tortilla 1-2 minutes de chaque côté, jusqu'à ce que le fromage soit fondu. Mettez sur un plat.

Sauce :

Pelez et coupez grossièrement les tomates. Assurez-vous de récupérer tout le liquide.

Faites fondre le beurre à feu moyen. Ajoutez l'ail et faites frire quelques minutes. Puis, ajoutez les tomates, l'origan, le sel, le sucre, le piment en poudre et les piments verts. Réduisez à feu doux et laissez cuire jusqu'à ce que les tomates soient moelleuses. Ajoutez le vin et laissez cuire 10 minutes de plus en remuant constamment. Servez avec les tortillas.

Valeur nutritionnelle par portion : Kcal : 86 Protéines : 4.4g, Glucides : 11.5g, Lipides : 6.7g

50. Pita Crémeuse

Ingrédients :

½ tasse de Gouda râpé

½ tasse de Mozzarella émiettée

¼ tasse de Parmesan

½ tasse de sauce tomate pour pizza

1 cuillère à café d'origan

1 cuillère à soupe d'huile d'olive

1 pain pita

Préparation :

Préchauffez le four à 180°C.

Mettez le fromage sur la pita et saupoudrez d'origan séché et d'huile d'olive. Faites cuire 10 minutes, jusqu'à ce que le fromage soit fondu. Servez chaud !

Valeur nutritionnelle par portion : Kcal : 369, Protéines : 30.2g, Glucides : 58.4g, Lipides : 24.2g

AUTRES TITRES DU MEME AUTEUR

70 Recettes Efficaces pour Prévenir et Traiter le Surpoids : Brûler les Graisses Rapidement grâce à un Régime Adapté et une Alimentation Intelligente

Par

Joe Correa CSN

48 Recettes pour se Débarrasser de l'Acné : Le Moyen Rapide et Naturel de Régler vos Problèmes d'Acné en Moins de 10 Jours !

Par

Joe Correa CSN

41 Recettes pour prévenir Alzheimer : Réduit ou Elimine vos Symptômes de l'Alzheimer en 30 Jours ou moins !

Par

Joe Correa CSN

70 Recettes Efficaces Contre le Cancer de Sein : Prévenez et Combattez le Cancer du Sein grâce à une Alimentation Intelligente et à des Aliments Puissants.

Par Joe Correa CSN

www.ingramcontent.com/pod-product-compliance
Lightning Source LLC
Chambersburg PA
CBHW051034030426
42336CB00015B/2872